AF495865

Docteur René LE FUR

ANCIEN INTERNE DES HÔPITAUX DE PARIS
EX-CHIRURGIEN A L'HÔPITAL PÉAN

LITHIASE ET TUBERCULOSE RÉNALES

NÉPHRECTOMIE. GUÉRISON

TRAITEMENT DE LA TUBERCULOSE RÉNALE

SIX CAS PERSONNELS DE NÉPHRECTOMIE

HÉMATURIE D'ORIGINE SYPHILITIQUE

DANS UN CAS DE SYPHILIS PROSTATIQUE ET VÉSICALE

(Communications à la *Société des Chirurgiens de Paris*)

PARIS
A. MALOINE, ÉDITEUR
25-27, RUE DE L'ÉCOLE-DE-MÉDECINE, 25-27

1911

TRAVAUX DU Dr LE FUR

Maladies des organes génito-urinaires de l'homme. 1 ouvrage de 300 pag s *in* Traité de Médecine et de Thérapeutique de Brouardel, Gilbert et Thoinot.

Complications et traitement de la blennorrhagie. Mémoire lu à la Réunion plénière des trois Sociétés de Médecine de Paris, Médico-Chirurgicale, de Médecine et de Chirurgie pratiques, et *Progrès Médical*, 24 décembre 1904.

Traitement des blennorrhagies rebelles et récidivantes. Assoc. franç. d'Urologie, 1908.

Des uréthrites interstitielles chroniques. Assoc. franç. d'Urologie, Paris, 1903.

Des rétrécissements inflammatoires de l'urèthre postérieur. *Annales des Maladies des organes génito-urinaires*, 1er janvier 1905.

Deux cas de rétrécissement traumatique de l'urèthre guéris par l'électrolyse circulaire. Association française d'Urologie, Paris, 1907.

De la dilatation électrolytique de l'urèthre. Assoc. franç. d'Urologie, Paris, 1902.

L'électrolyse circulaire dans les rétrécissements anciens et traumatiques de l'urèthre. Association française d'Urologie, Paris, 1907.

Présentation d'un nouvel électrolyseur. Association française d'Urologie. Paris, 1909.

Un nouvel uréthroscope. Association française d'Urologie. Paris, 1903.

Etude des prostatites chroniques (Prostatite latente). *In* th. Lecomte. Paris, mai 1902.

Des prostatites chroniques (Diagnostic et Traitement). Association française d'Urologie. Paris, 1902.

Des prostatites chroniques simulant l'hypertrophie de la prostate. Association française d'Urologie. Paris, 1903.

Des prostatites d'origine intestinale. Association française d'Urologie. Paris, 1903.

La prostatite des rétrécis. Association française d'Urologie. Paris, 1905.

Abcès volumineux de la prostate guéri par le massage. Association française d'Urologie. Paris, 1903.

Des suppurations prostatiques (Etude sur 89 cas personnels). Association française d'Urologie. Paris, 1907.

Indications et contre-indications du massage de la prostate. Association française d'Urologie. Paris, 1906.

Arthropathies d'origine prostatique. Association française d'Urologie. Paris, 1906.

Des prostatiques jeunes. Société de Médecine de Paris et *Progrès médical*, 7 mai 1904.

Des prostatiques jeunes (Etude pathogénique, clinique et thérapeutique). *Bulletin de la Société de l'Internat des Hôpitaux de Paris*, juillet 1905.

Des méthodes conservatrices et de la Prostatectomie dans le Traitement des prostatiques. Association française d'Urologie. Paris, 1904.

Sur deux cas de prostatectomie par la voie périnéale. Association française d'Urologie, Paris, 1902.

Indication de la Prostatectomie transvésicale chez les Prostatiques jeunes. Association française d'Urologie, Paris, 1908.

Masseur mécanique et électrique de la prostate. Assoc. franç. d'Urologie, 1902.

Spermatocystite chronique. Guérison après orchiépididymite, avec abcès et sphacèle du testicule. Association française d'Urologie. Paris, 1905.

Herpès génital compliqué d'uréthrite herpétique aseptique et de prostatite subaiguë. *Annales des maladies génito-urinaires*. Paris, 1896.

Trois cas de Lithotritie. *Annales des maladies génito-urinaires*. Paris, 1896.

Des ulcérations vésicales et en particulier de l'ulcère simple de la vessie. Thèse de Paris, 1901, 1 volume de 800 pages avec 12 planches. Ouvrage couronné par l'Institut et la Faculté de Médecine.

Des cystites rebelles dues à l'ulcère simple de la vessie. Association française d'Urologie, 1903.

Cystites rebelles et taille hypogastrique. Assoc. franç. d'Urologie, Paris, 1909.

De l'incontinence essentielle d'urine (Pathogénie et Traitement). Association française d'Urologie. Paris, 1908.

Traitement du varicocèle, par l'électrisation des veines du scrotum. Association française d'Urologie, Paris, 1902.

Plaie de la face antérieure de l'estomac. Gastrotomie et suture. Guérison. *Presse médicale*, 1899.

Calculs de l'uretère et appendicite. Association française d'Urologie, Paris, 1909.

Néphrectomie dans un cas de rein mobile atteint de tuberculose. Association française d'Urologie. Paris, 1902.

De l'anurie dans la tuberculose rénale. Association française d'Urologie. Baris, 1907.

Voir la suite des travaux à la troisième page de la couverture.

LITHIASE ET TUBERCULOSE RÉNALES

NÉPHRECTOMIE. GUÉRISON

Je désire vous communiquer l'observation suivante, très intéressante au point de vue clinique, ainsi que ce rein enlevé par néphrectomie que je tiens à vous soumettre.

Observation. — Il s'agit d'un jeune homme de 18 ans qui me fut envoyé par mon excellent confrère, le Dr Bonhomme, avec le diagnostic de tuberculose rénale, pour confirmer ce diagnostic, et instituer le traitement que je jugerais convenable.

J'interrogeai avec soin ce jeune homme et je ne pus en tirer que les renseignements suivants: depuis plusieurs années, ce jeune malade souffrait de douleurs du côté gauche, parfois assez violentes, surtout depuis deux ans, douleurs qui le décidèrent d'ailleurs à venir consulter son médecin.

C'était là le seul symptôme dont se plaignait le malade. Ses urines étaient très troubles, mais il ne put m'indiquer depuis combien de temps elles l'étaient : ce signe ne l'avait pas frappé. En revanche il m'affirma de la façon la plus nette que jamais il n'avait constaté de sang dans ses urines.

En outre, et il fut non moins catégorique dans sa réponse, jamais il n'avait éprouvé de troubles de la miction : ni fréquence, ni douleurs. Cette absence de symptômes vésicaux m'étonna fort, étant donné le diagnostic de tuberculose rénale, et je restai un peu sceptique, je dois l'avouer, sur l'existence d'une tuberculose rénale, l'évolution clinique de cette affection ne se retrouvant pas dans le cas qu'il m'était donné d'examiner.

Vessie : excellente capacité vésicale (300 gr.), nullement sensible.

Appareil génital : testicule, épididyme, prostate et vésicules sains.

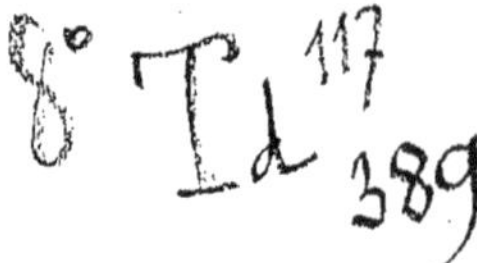

La *palpation aes reins* me montra à gauche un rein gros et bombé surtout dans le sens antéro-postérieur, descendant peu au-dessous des fausses côtes, manifestement douloureux, à droite au contraire un rein qui semblait abaissé, un peu gros aussi, mais aucunement douloureux.

L'examen des urines, pratiqué dans un laboratoire de pharmacien, montra la présence d'albumine (1 gr. environ) d'une grande quantité de pus, de microbes de la suppuration et d'une *grande quantité de bacilles de Koch.*

Je me décidai alors à pratiquer la *cystoscopie* et le *cathétérisme des uretères.*

Cystoscopie. — Vessie absolument normale.

Orifice uretéral gauche augmenté de volume et déformé. Il en sort une urine très trouble, chargée de nombreux grumeaux. Pas d'ulcérations ni de lésions périuretérales.

Orifice uretéral droit : punctiforme, semble évacuer une urine claire.

Cathétérisme des uretères. — Les sondes uretérales pénètrent dans le bassin sans rencontrer aucun obstacle. Chaque sonde est laissée dans l'uretère correspondant une heure et demie. Les urines sont recueillies de demi-heure en demi-heure dans des flacons séparés et stérilisés. Entre la première et la deuxième demi-heure je pratique l'épreuve de la *polyurie expérimentale* en donnant à boire au malade trois verres d'eau pure.

Examen des urines de chaque rein, fait par le Dr Besson.

Rein gauche.

	Première 1/2 heure	Deuxième 1/2 heure	Troisième 1/2 heure
Quantité...	13 cmc.	25 cmc.	30 cmc.
Réaction...	Alcaline.	Neutre.	Neutre.
Dépôt......	Volumineux, cohérent.	Neutre.	Assez volumineux.
Albumine.	N'a pu être dosée.	Présence.	0 gr. 96 par litre.
Urée.......	3 gr. 84.	2 gr. 17.	1 gr. 92
Chlorures.	N'ont pu être dosés.	2 grammes.	1 gr. 90
Microscope.	Nombreuses cellules épithéliales arrondies à gros noyau. Innombrables leucocytes polynucléaires souvent granuleux. Innombrables coli-bacilles. Dans une préparation il a été rencontré 2 petits amas d'un bacille acido-alcoolo-résistant, *présentant les caractères microscopiques du bacille de Koch.*	Mêmes résultats que pour le premier échantillon, sauf que le *bacille de Koch n'a pas été rencontré.*	Mêmes résultats que pour le deuxième échantillon. *Le bacille de Koch n'a pas été rencontré.*

Des inoculations ont été pratiquées avec les urines du rein gauche.

Rein droit.

	Première 1/2 heure	Deuxième 1/2 heure	Troisième 1/2 heure
Quantité...	14 cmc.	54 cmc.	58 cmc.
Réaction...	Nettement acide.	Nettement acide.	Nettement acide.
Aspect.....	Limpide après repos.		
Albumine.	Présence, n'a pu être dosée.	0 gr. 63 par litre.	0 gr. 340 par litre.
Urée......	17 gr. 29	13 gr. 19	5 gr. 76
Chlorures.	15 gr. 50	8 gr. 50	3 grammes.
Microscope.	Quelques cellules épithéliales. Très rares leucocytes polynucléaires. Assez nombreux coli-bacilles. *Pas de bacilles de Koch.* Nombreuses hématies.	Mêmes résultats que pour le premier échantillon.	Mêmes résultats que pour les 2 échantillons précédents.

Examen des Urines totales.

Albumine, 0 gr. 90 par litre.

Examen microscopique. — Nombreuses cellules épithéliales pavimenteuses bien colorables, fréquemment arrondies, ovoïdes, cubiques, parfois polyédriques ou polygonales plates.

Innombrables leucocytes polynucléaires bien colorables, ne renfermant pas de microbes à leur intérieur, souvent accolés en amas volumineux.

Microbes nombreux, constitués par :

1° Nombreux bacilles coliformes ne prenant pas le Gram ;

2° Coccus prenant le Gram, parfois groupés en amas, présentant l'aspect du staphylocoque pyogène. *Le bacille de Koch n'a pas été rencontré.*

La présence d'une quantité notable d'albumine dans les trois échantillons d'urine du rein droit paraît liée à la présence du sang.

Je propose au malade une radiographie du rein gauche qu'il refuse.

Opération. — Devant les résultats des deux analyses confirmant la présence du bacille de Koch, alors que mon impression clinique n'était pas en faveur de la tuberculose rénale, mais penchait plutôt vers la lithiase rénale, je me décidai à pratiquer la néphrectomie du rein gauche, celui-ci, quelle que fût la cause des lésions dont il était atteint, se trouvant être presque détruit au point de vue fonctionnel.

La néphrectomie fut assez pénible, je dus la faire *sous-capsulaire,* à cause de la multiplicité des adhérences et de l'épaisseur de la capsule.

Dès que je commençai à procéder à l'isolement du rein, je sentis parfaitement des calculs, dont un dans le bassinet qui n'était nullement dilaté, mais très aminci et usé pour ainsi dire par la pointe assez acérée d'un calcul allongé et curviligne s'enfonçant à la fois dans un calice par son extrémité supérieure et reposant presque sur l'orifice de l'uretère par son extrémité inférieure; la paroi du bassinet était tellement amincie par le contact du calcul à ce niveau qu'en essayant de dégager le bassinet après la section de l'uretère, et malgré toute la prudence que j'y mis, la paroi du bassinet fut perforée par la pointe du calcul.

Examen de la pièce anatomique. — Je vous présente d'ailleurs le rein enlevé par néphrectomie. Il est intéressant à étudier. Les deux tiers supérieurs sont transformés en une série de poches remplies d'un pus épais, jaune verdâtre. Le tiers inférieur, bien que sclérosé, contient encore un peu de substance rénale saine. C'est dans une poche constituée sans doute par le calice inférieur que se loge le calcul allongé et curviligne que je vous présente ici, et dont l'extrémité inférieure a perforé pendant l'opération la paroi du bassinet complètement usée, ce qui aurait sûrement entraîné dans quelque temps et spontanément un phlegmon périnéphrétique.

Ce qui est encore intéressant à considérer, c'est qu'après avoir enlevé les calculs que l'on sentait par la palpation extérieure, j'ai pu ôter par l'ouverture d'une des poches supérieures deux calculs moyens inclus dans l'intérieur de la substance rénale, et que la palpation la plus minutieuse de la pièce ne pouvait permettre de révéler. J'ai remis ces calculs à leur place primitive, et ceux d'entre vous qui veulent tenter l'expérience peuvent s'en rendre compte sur cette pièce. Ce qui prouve que, même le rein en mains, il n'est pas toujours possible de sentir des calculs intrarénaux.

L'intérêt de cette observation réside dans les considérations suivantes que je vous demande la permission de vous présenter :

1° *La tuberculose et la lithiase rénales coexistent-elles dans ce cas ?* — Mon diagnostic clinique avait été, je vous l'ai déjà dit, plutôt en faveur de lithiase rénale que de tuberculose rénale, et je me basai pour l'établir sur : a) *la persistance et l'intensité parfois des douleurs rénales.* La tuberculose rénale n'entraîne en général pas de douleurs du côté du rein atteint, sauf en cas de rétention rénale et les douleurs sont alors passagères, ou en cas de calculs associés. Le *rein reste silencieux dans la tuberculose rénale* ; c'est là un principe constant pour ainsi dire;

b) *l'absence de symptômes vésicaux* (douleurs à la miction et surtout fréquence de la miction). C'est un autre principe non moins constant dans l'évolution de la tuberculose rénale qu'au cours de cette maladie on observe toujours des symptômes vésicaux, soit *douleur*, soit au moins fréquence de la *miction*, même quand il n'y a pas de lésions vésicales. La cystite tuberculeuse, c'est une chose qu'on ne saurait assez répéter, révèle presque toujours la tuberculose rénale. Oui, mais m'objectera-t-on, comment expliquer dans ce cas, si on conteste la tuberculose rénale, *la présence de bacilles de Koch dans les urines* ? Évidemment, c'est là un élément important d'appréciation et qui a contribué à modifier légèrement mon premier diagnostic clinique, me faisant alors accepter la coexistence possible des deux affections.

Mais cependant, je ferai remarquer que si le premier examen, fait dans un laboratoire de pharmacie que je ne connais pas, mentionnait la présence de nombreux bacilles de Koch, le second examen fait par un bactériologiste très compétent, le Dr Besson, indiquait seulement la *présence d'un seul groupe de bacilles de Koch* dans le premier échantillon d'urines du rein gauche ; les deux autres échantillons, pas plus que les urines totales, ne renfermaient de bacilles de Koch. Puis l'on connaît ces cas de *bacilles acido-résistants* simulant le bacille de Koch, et ces autres cas de *bacillurie tuberculeuse simple* où des bacilles de Koch filtrent à travers le rein sans provoquer de lésions. Quoi qu'il en soit, trois inoculations ont été faites avec les urines du rein gauche et sont restées *absolument négatives.* Ce que l'on peut dire seulement d'après la pièce que nous avons sous les yeux, c'est que dans ce cas les lésions de lithiase rénale sont infiniment plus anciennes et plus importantes que celles de tuberculose rénale, *si ces dernières existent réellement :* tout au plus peut-on admettre que dans un rein présentant depuis longtemps des calculs et de l'infection, des lésions tuberculeuses discrètes sont venues se greffer à la partie supérieure.

2° Enfin j'insiste en terminant sur ce point important de pratique opératoire : en tenant en main pendant une opération un rein atteint de lithiase rénale infectée, on ne peut même par la palpation la plus attentive, alors même qu'il est décapsulé et extirpé, et notre pièce le prouve, reconnaître la présence de calculs dans son parenchyme, et il faut toujours systématiquement ouvrir ce rein d'une façon complète pour pouvoir reconnaître la présence de ces calculs.

La planche ci-jointe montre :

1° Le *rein incisé*, avec un noyau N supposé tuberculeux, et les calculs C dans leur loge rénale ;

2° *Les quatre calculs photographiés à part*, dont le plus gros remplissait à la fois un calice inférieur et le bassinet ;

3° *La radiographie*, due à notre collègue, le Dr Aubourg, montre nettement les quatre calculs en place, avec une ombre légère, indiquant sans doute le noyau tuberculeux probable. Cette radiographie a été obtenue par un procédé rapide (*moins de deux secondes*) avec écran intensificateur.

Les *suites opératoires* furent excellentes.

Le malade quitta la Maison de Santé, dix-huit jours après son opération avec une plaie très bien fermée. L'état général est excellent. Les urines sont devenues claires, mais la quantité d'urine éliminée chaque jour par le malade est très considérable ; elle oscille entre 2 litres et 2 litres 1/2, et indique peut-être une lésion calculeuse latente du rein restant, à moins qu'il ne s'agisse d'un simple hyperfonctionnement de ce dernier.

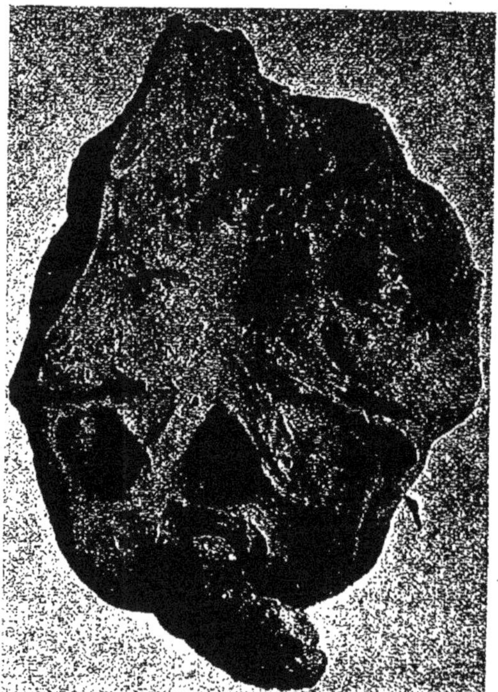

Fig. I. — Rein ouvert avec ses 4 calculs en place N. Noyan supposé tuberculeux.

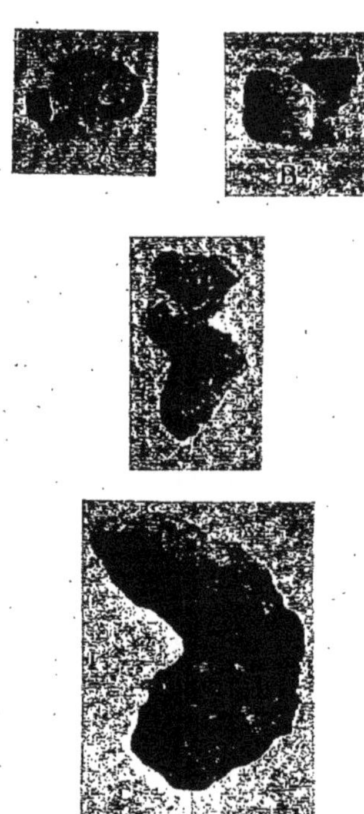

Fig. II. — Les 4 calculs précédents reproduits séparément (aux 3/4 de leur grandeur).

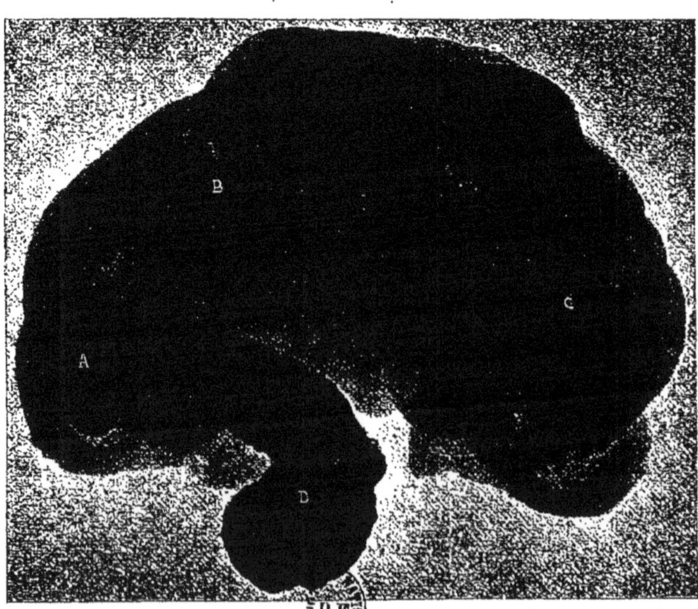

Fig. III. — Radiographie du rein avec les 4 calculs.

Du traitement de la tuberculose rénale
Six cas personnels de néphrectomie

Conclusions de mes Communications à la Société des chirurgiens de Paris et à la Société de Médecine de Paris

Nous croyons avoir le droit de conclure, en nous appuyant sur une série de cas traités par le traitement médical ou la néphrectomie, et en nous basant sur les données de l'expérience clinique, par les propositions suivantes :

1° *La néphrectomie n'est pas fatalement indiquée dans tous les cas de tuberculose rénale, surtout au début, et des malades atteints de cette affection peuvent guérir par un traitement médical approprié.*

Ce n'est d'ailleurs là, il faut savoir le reconnaître, qu'une *application particulière de la loi générale* qui régit l'évolution de la tuberculose au niveau de tous les autres organes (poumons, foie, séreuses, os et articulations, testicule, prostate, vessie). Personne n'oserait contester la possibilité, je dirai même la fréquence, de la guérison de la tuberculose au niveau de tous ces organes ; *pourquoi seul le rein ferait-il exception à la règle générale ?*

Nous ajoutons que l'*évolution de la tuberculose rénale étant excessivement lente dans la grande majorité des cas,* ce n'est pas, contrairement à ce que prétendent certains chirurgiens, parce qu'on se sera attardé de quelques mois en instituant le traitement médical, qu'on aura compromis le sort du malade. Le Dr Rousseau vient de communiquer, à la Société des chirurgiens de Paris, une observation dans laquelle, trouvant l'état général trop mauvais, il a préféré *attendre cinq ans* pour pratiquer la néphrectomie, dans un cas de tuberculose rénale qui évoluait déjà depuis près de dix ans. Et nous avons observé bien des cas semblables. C'est en cinq, sept, dix ans et plus qu'évolue souvent la tuberculose rénale, entrecoupée par de très longues rémissions. Pourquoi donc vouloir se presser pour conseiller l'intervention ? Il faut savoir que l'on a tout son temps pour intervenir, et que c'est, à notre avis, priver le malade de chances sérieuses de guérison et de guérison à bon compte, que de ne pas vouloir essayer le traitement général.

2° *La néphrectomie, quand elle est indiquée, et les cas en sont fréquents, est une opération très recommandable, excellente même contre la tuberculose rénale ; nous ajouterons que c'est la seule intervention à conseiller.*

Quand faudra-t-il donc intervenir en cas de tuberculose rénale ? Certains chirurgiens affirment que la présence nettement constatée de pus et de bacilles de Koch dans l'un des reins indique formellement la nécessité de la néphrectomie, si l'autre est suffisant à sa tâche, quelle que soit l'excellence de l'état général du malade, et qu'il est inutile et même dangereux de s'attarder à un traitement médical.

Nous ne le pensons pas. Sans rappeler tous ces cas de simple bacillurie tuberculeuse (simple filtration de bacilles de Koch au niveau du rein), qui ne s'accompagnent pas de suppuration et par conséquent pas de lésions rénales appréciables, et pour lesquels personne n'oserait soutenir la nécessité de la néphrectomie, nous croyons que de petites lésions au début (petits tubercules et petites cavernes) peuvent très bien guérir sous l'influence d'un traitement général approprié, et il nous paraît au moins osé de proposer une opération aussi mutilante que la néphrectomie pour des lésions aussi minimes.

Aussi avons-nous toujours l'habitude de conseiller le traitement médical dans la tuberculose rénale au début, en surveillant le malade de très près, et c'est seulement en cas d'échec du traitement médical que nous proposons la néphrectomie.

La néphrectomie reste donc l'opération de choix et très fréquemment indiquée dans la tuberculose rénale. Nous pouvons résumer ainsi ces indications.

I. — *Cas où la néphrectomie est inutile ou contre-indiquée.*

1° *Tout à fait au début, lorsque les lésions sont très minimes, et que le traitement médical n'a pas encore été employé.*

2° *Dans les périodes avancées :*

a) *Bilatéralité des lésions.* — Mais ce n'est pas là une contre-indication absolue, comme le montre notre observation IV. Actuellement, même si l'un des reins est très malade, et, entraîne un mauvais état général et local, par infection généralisée locale, on peut intervenir même si l'autre rein est légèrement atteint, pourvu que celui-ci soit suffisant à sa tâche de dépuration. On voit des malades survivre encore cinq, six, huit et dix ans aux lésions du rein restant, *la tuberculose rénale procédant très lentement à la destruction du rein.* — Parfois même on voit des malades guérir leurs lésions du côté opposé comme dans notre observation IV. Très souvent, en effet, le rein supposé sain est atteint d'albuminurie et cylindrurie par élimination des produits toxiques du rein malade. Ce n'est donc pas là une contre-indication de la néphrectomie, bien au contraire.

b) *Envahissement des poumons.* — Ne devient une contre-indication qu'en cas de lésions étendues. De petites lésions pulmonaires n'empêchent pas la néphrectomie. On en a vu même souvent rétrocéder après cette opération.

II. — *Cas où la néphrectomie est discutable.*

Ce sont ceux où l'*état du malade reste stationnaire*, après l'emploi du traitement médical, sans amélioration notable, mais sans aggravation. On peut attendre alors, car il n'y a pas péril en la demeure ; mais comme le danger persiste et si le malade ne peut se soigner régulièrement, il est légitime aussi de proposer la néphrectomie.

III. — *Cas où la néphrectomie est formellement indiquée.*

1° *En cas d'échec du traitement médical*, quand l'état général s'aggrave, malgré un traitement médical bien dirigé. Le poids du malade est ici un des meilleurs critériums à consulter régulièrement.

2° *En cas de rétention rénale et de pyonéphrose*, qui entraînent alors presque toujours des crises douloureuses et fébriles intenses ;

3° *En cas de cystite et de symptômes vésicaux intenses* (fréquence et douleur à la miction) ; lésions nettes constatées à la cystocopie). C'est là, à notre avis, *une des indications les plus nettes et les plus formelles de la néphrectomie*, d'abord parce que la cystite tuberculeuse entraîne souvent des douleurs insupportables et transforme la vie du malade en un véritable martyre, ensuite parce que si l'on attend trop, l'opération permet de guérir la tuberculose rénale, mais non plus la tuberculose vésicale, beaucoup plus rebelle et plus difficile à guérir ;

4° *En cas de tuberculose génitale.* — Celle-ci, loin d'être une contre-indication, constitue souvent une nouvelle indication, car presque toujours secondaire à la tuberculose rénale, elle montre que l'affection tend à envahir l'organisme et à se généraliser. Il faut toujours alors commencer par opérer le rein avant de toucher aux lésions génitales qui parfois rétrocèdent après la néphrectomie.

Il faut seulement savoir que, dans certains cas, l'importance des lésions génitales (prostatite et vésiculite) peut être un obstacle pour l'exploration rénale (séparation des urines ou cathétérisme des uretères).

5° *En cas de complications spéciales* (hématuries graves, phlegmon périnéphrétique, calculs associés aux lésions tuberculeuses).

Mais il faut savoir, et c'est par là que nous voudrions terminer, que le devoir du chirurgien n'est pas complètement rempli quand il a pratiqué la néphrectomie.

Il est absolument indispensable d'instituer alors un traitement médical qu'on devra longtemps prolonger. Nous avons déjà montré, en effet, *que la tuberculose rénale n'est pas le foyer primitif*, qu'il en existe un autre. Quel que soit l'endroit où on le place (poumons, tissu lymphoïde, intestin), car ce point de pathogénie est encore mal élucidé, le rein, dont la fonction est de filtrer les microbes ou toxines qui circulent dans le sang, ne se laisse contaminer que secondairement.

Ce serait donc une étrange erreur de croire que la néphrectomie supprime la cause même du mal ; elle permet d'enlever le foyer important, qui s'est extériorisé pour ainsi dire et est devenu manifeste ; mais elle laisse le foyer latent ou tout au moins la prédisposition à la tuberculose.

L'on comprend dès lors toute l'importance que nous attachons au traitement médical de la tuberculose rénale : tout à fait au début, il permet de guérir à la fois le foyer rénal et le foyer latent ; plus tard quand l'extension des lésions rénales commande la néphrectomie, il s'impose encore pour faire disparaître le foyer latent ainsi que la prédisposition, et pour empêcher le rein restant de se prendre à son tour. Enfin, quand l'importance des lésions rend toute intervention impossible, ou encore lorsque l'on croit devoir opérer en cas de lésions bilatérales, un traitement médical bien compris permet de prolonger le malade quelquefois pour une longue période et de lui rendre la vie à peu près supportable.

EN RÉSUMÉ. — Dans la tuberculose rénale, le traitement médical doit toujours être employé avant la néphrectomie, qui, en cas d'insuccès, devient l'opération nécessaire et urgente, l'opération de salut. Même en cas d'intervention, traitement médical et traitement chirurgical doivent toujours s'associer et se prêter mutuel appui ; à cette condition seulement on pourra espérer triompher de cette affection redoutable qu'est la tuberculose rénale.

Hématurie d'origine syphilitique dans un cas de syphilis prostatique et vésicale

---

Les communications très intéressantes de nos collègues Lœwy, Ozenne, Verchère sur les métrorragies d'origine syphilitique m'incitent à vous rapporter le cas suivant d'hématurie d'origine syphilitique, qui a été d'ailleurs reproduit par le professeur Fournier dans un de ses derniers ouvrages, et sur lequel il ne peut, à mon avis, planer le moindre doute. Des cas semblables sont très rarement mentionnés dans la littérature médicale : aussi convient-il d'y insister pour attirer sur eux l'attention du public médical.

Il s'agit d'un homme de 32 ans qui n'avait jamais présenté de blennorragie, mais avait eu en revanche la syphilis il y a huit ans, et s'était soigné très irrégulièrement.

Deux ans avant mon premier examen, ce malade présenta une première hématurie totale, bientôt suivie de plusieurs autres, à intervalles irréguliers; ces hématuries ne s'accompagnaient d'aucune douleur ni d'aucun symptôme vésical. Le malade me fut adressé par son médecin pour une hématurie plus abondante que les précédentes qui avait provoqué *une rétention d'urine par formation de gros caillots dans la vessie;* l'aspiration de ces caillots arrêta l'hémorragie grave, mais le malade continua à saigner légèrement. En tout cas, il avait dû certainement perdre beaucoup de sang, à en juger par ses muqueuses absolument décolorées.

Voici les résultats de l'examen que je pratiquai à ce moment : urines troubles, renfermant de nombreux globules de sang et leucocytes, mais *aucun microbe*. Vessie à très bonne capacité vésicale ; reins non sentis et non douloureux ; prostate excessivement dure et bosselée, mais peu douloureuse, présentant, surtout dans son lobe droit, un noyau volumineux et très induré. La *cystoscopie* montre dans la région du trigone un groupe de 2 ou 3 ulcérations dont l'une était assez profonde à bords déchiquetés et grisâtres, et laissait échapper un petit filet de sang. Orifices urétéraux normaux.

Je pensai d'abord à une infection vésicale consécutive à une prostatite chronique et instituai mon traitement habituel des prostatites chroniques (lavements, suppositoires, massages de la prostate) auxquels j'associai des lavages vésicaux au nitrate d'argent pour guérir les lésions vésicales.

Ce traitement n'amena aucune amélioration : les urines restaient toujours aussi troubles : l'urine charriait des grumeaux purulents et de petits caillots sanguins. Parfois l'hématurie s'accentuait et colorait uniformément les urines.

C'est devant l'échec de ces différents traitements prolongés pendant près de deux mois que je pensai à l'origine syphilitique possible des accidents, d'autant plus qu'il survint à ce moment une poussée de plaques muqueuses dans la gorge. Le traitement spécifique immédiatement institué (mercure sous forme de pilules, car le malade refusa les injections, pas d'iodure de potassium) amena une guérison rapide et complète : les urines s'éclaircirent bientôt ; le sang disparut totalement des urines ; la prostate s'assouplit, ses noyaux disparurent. La cystoscopie pratiquée quelque temps après montra, à la place des anciennes ulcérations, des cicatrices blanchâtres et gaufrées.

Il faut donc savoir que la syphilis, malgré l'opinion courante, peut provoquer des lésions sur les organes urinaires, notamment sur la vessie et la prostate, et entraîner des hématuries redoutables. Son influence sur la pathologie urinaire a été niée, bien à tort, à notre avis : en tout cas, on n'y pense pas assez ; nous croyons que les cas d'hématuries ou de prostatites syphilitiques sont plus fréquents qu'on ne croit, et le traitement spécifique peut arriver à faire disparaître certaines hématuries ou prostatites rebelles qui avaient résisté à tous les autres traitements, ce qui est la preuve que ces lésions étaient d'origine syphilitique.

Nous croyons donc que quand, avec des noyaux durs et scléreux dans la prostate, et des urines troubles, l'on constate des hématuries vésicales se reproduisant à intervalles irréguliers et ne s'accompagnant d'aucune douleur, si le cystoscope permet de retrouver une ou plusieurs ulcérations dans la région du trigone, et si les traitements ordinaires de la cystite restent inactifs, l'on sera en droit de penser à des lésions syphilitiques, et l'on devra instituer le traitement.

MAYENNE, IMPRIMERIE CHARLES COLIN

TRAVAUX DU Dr LE FUR

(*Suite*)

Infection gonococcique dans un rein déjà atteint d'hydronéphrose aseptique. Pyonéphrose gonococcique. Néphrectomie. Guérison. Association française d'Urologie. Paris, 1904.

Trois cas d'hydronéphrose dite intermittente. Association franç. d'Urologie, 1906.

De la tuberculose rénale et de sa guérison spontanée. Association française d'Urologie, 1903.

Boîte à cystoscopes. Association française d'Urologie. Paris, 1909.

Un cas d'Albuminurie d'origine génitale (En collaboration avec Rosenthal). Soc. de l'Internat des Hôpitaux de Paris, juillet 1909.

Des Albuminuries d'origine génitale (En collaboration avec le Dr Besson). *Bull. de la Soc. de Médecine de Paris*, séance du 14 mai 1909.

Extirpation d'une soie de 30 centimètres de la vessie par la cystoscopie à vision directe. Avec 1 planche et 3 dessins cystoscopiques. Soc. des Chirurgiens de Paris et *Paris Chirurgical*, juin 1910.

Cures marines et d'altitude dans le traitement de la tuberculose rénale. Soc. des Chirurgiens de Paris. 29 avril 1910, et Soc. de Médecine de Paris.

Rétrécissements tuberculeux et congénitaux. Assoc. franç. d'Ur. Paris, oct. 1910.

De la prostatite des cavaliers. Association française d'Urologie, Paris, octobre 1910.

Des infections rénales au cours de la blennorrhagie. Association française d'Urologie, Paris, octobre 1910.

Traitement sur l'air chaud des affections génito-urinaires. Association française d'Urologie, Paris, octobre 1910.

MAYENNE, IMPRIMERIE CHARLES COLIN

www.ingramcontent.com/pod-product-compliance
Ingram Content Group UK Ltd.
Pitfield, Milton Keynes, MK11 3LW, UK
UKHW021030220726
13924UKWH00001B/214